CONSIDÉRATIONS

MÉDICO-LÉGALES

SUR LES EMPOISONNEMENS SIMPLES ET COMPLEXES,

SUIVIES

D'une nouvelle méthode d'analyse générale, et d'un nouveau mode d'isolement de l'arsénic.

PAR

P. MALLE,

Professeur d'anatomie, de physiologie et de maladies syphilitiques à l'hôpital d'instruction de Strasbourg.
Agrégé chargé en suppléance du cours de médecine légale de la faculté de médecine.
Membre de l'académie royale de médecine.
Secrétaire perpétuel de la société des sciences, agriculture et arts du Bas-Rhin.
Membre de la société de la faculté de médecine de Strasbourg.
De l'académie royale des sciences de Turin.
De l'académie royale des sciences, belles-lettres et arts de Lyon.
De l'académie royale des inscriptions et belles-lettres de Toulouse.
De l'académie royale des sciences, belles-lettres et arts de Rouen.
De l'académie royale des sciences, belles-lettres et arts de Bordeaux.
De l'académie des sciences, belles-lettres et arts de Dijon.
De l'académie royale des sciences, belles-lettres et arts d'Anvers.
De la société royale des sciences, belles-lettres et arts du Mans.
De la société royale des sciences, belles-lettres et arts d'Orléans.
De la société des sciences, belles-lettres et arts de Macon.
De la société royale et centrale d'agriculture de Paris.
De l'institut historique de Paris.
De la société des sciences physiques, chimiques et arts industriels de Paris.
De la société royale de médecine de Bordeaux.
De la société royale de médecine de Marseille.
De la société royale de médecine de Toulouse.
De la société de médecine de Lyon.
De la société médicale de Dijon.
De la société médicale de Douai.
De la société des sciences médicales de Bruxelles.
De la société royale des antiquaires de la Morinie.
De la société d'agriculture, du commerce et des arts de Boulogne-sur-mer.
De la société d'agriculture, du commerce et des arts de Calais.
De la société d'émulation du Jura.
De la société industrielle de Mulhouse.
Associé honoraire de la société d'agriculture du grand-duché de Bade.

STRASBOURG,

De l'imprimerie de F. G. Levrault, rue des juifs n.° 33.

1838.

A

MONSIEUR MARC,

PREMIER MÉDECIN DU ROI, OFFICIER DE LA LÉGION D'HONNEUR,
MEMBRE DU CONSEIL SUPÉRIEUR DE SANTÉ DU ROYAUME,
DE L'ACADÉMIE ROYALE DE MÉDECINE, ETC.

Semper honos.

P. MALLE.

CONSIDÉRATIONS

SUR

Les méthodes employées jusqu'à ce jour dans les recherches de chimie légale, et exposé d'une méthode nouvelle, applicable aux empoisonnemens simples et complexes, avec indication d'un nouveau mode d'isolement de l'arsénic.

PARMI les crimes inventés par la méchanceté des hommes, il n'y en a pas de plus odieux que l'empoisonnement; aussi le législateur s'est-il toujours montré inexorable envers celui qui s'en rend coupable. La peine capitale a de tout temps été réservée à l'empoisonneur, soit que le crime ait été pleinement consommé, soit qu'il n'y ait eu que des tentatives. Cependant, il faut le dire, la loi n'est pas tellement précise, que parfois, à l'aide de bienveillantes interprétations, les coupables n'échappent à son glaive. C'est ainsi, par exemple, que, la cour de cassation ayant déclaré que le mélange de l'acide sulfurique et du vin ne pouvait être regardé comme un poison, une femme qui, dans une intention criminelle, avait administré ce breuvage à son mari, n'a pu être condamnée; c'est encore ainsi qu'une cuisinière, qui avait servi à son maître une omelette dans laquelle elle avait jeté du sublimé corrosif, n'a point été poursuivie, parce que le blanc d'œuf avait décomposé le deutochlorure de mercure, et l'avait fait passer à l'état de calomélas.

Quoi qu'il en soit de ces faits, dont le petit nombre démontre d'ailleurs combien il est difficile d'éluder les applications rigoureuses de la loi, et qui ont été l'objet de réflexions médico-légales de la part d'un des médecins légistes les plus distingués de notre patrie, M. Marc[1], hâtons-nous d'arriver aux considérations médico-légales que nous nous sommes proposé d'exposer dans ce travail.

On connaît depuis trop long temps l'importance des fonctions que le médecin légiste est appelé à remplir dans la plupart des cas d'empoisonnement, et la gloire que s'est acquise en France le créateur de la toxicologie est trop bien méritée, pour que nous ayons besoin de prouver toute l'étendue des services que l'homme de l'art est appelé à rendre à la société dans des circonstances semblables. Qui pourrait d'ailleurs ignorer que le médecin alors est en quelque sorte constitué seul juge de la culpabilité ou de l'innocence de l'accusé, et que la sentence du tribunal doit être basée sur le résultat de ses recherches? Combien donc, alors, ne doit-il pas craindre de se tromper; de combien de preuves ne doit-il pas s'entourer, afin de ne pas troubler la conscience des juges, pour ne pas s'exposer lui-même aux remords! Heureusement les progrès immenses de la chimie ont porté cette partie de la médecine judiciaire à un si haut degré de perfection, qu'aujourd'hui l'accusé et la société trouvent, le premier dans l'intégrité du jury, et la seconde dans l'habileté des experts, toutes les garanties désirables. Mais

---

1 Annales d'hygiène et de médecine légale, t. III, p. 365.

tout en reconnaissant les progrès qu'a faits dans ces derniers temps la toxicologie, tout en rendant hommage aux travaux des Hahnemann, des Rose, des Gmelin, des Foderé, des Remer, des Orfila, il est permis de se demander néanmoins si ces écrivains célèbres ont tellement épuisé le champ de l'analyse, qu'il n'y ait plus rien à glaner après la riche moisson qu'ils y ont recueillie; si, en un mot, l'analyse toxique est arrivée à un tel degré de perfection qu'on ne puisse plus espérer de rien ajouter aux règles qu'ils ont si habilement établies? Nous ne le pensons pas, et nous espérons que les savans distingués dont nous venons de parler, partageront ce sentiment, après avoir parcouru le travail que nous soumettons à leur jugement, plein de confiance dans leur bienveillance et dans leur amour pour l'humanité.

Notre intention n'étant pas de traiter de l'empoisonnement considéré d'une manière générale, nous omettons à dessein d'énumérer les symptômes auxquels donnent lieu les différentes substances vénéneuses, suivant qu'elles appartiennent à l'une des quatre grandes classes de poisons généralement admises, comme aussi nous passons également sous silence les altérations cadavériques que l'ingestion des substances toxiques peut déterminer dans le tube digestif. Tous ces points de la science toxicologique sont aujourd'hui parfaitement connus et nous ne pourrions que rappeler ce qui a été dit avant nous par les auteurs qui en ont parlé; nous avons cru faire chose plus utile, en restreignant notre tâche aux recherches de chimie légale, à celles auxquelles se livre le médecin légiste, lorsque, requis par l'autorité pour un cas d'empoisonnement, il cherche à découvrir le poison et à le placer sous les yeux du jury.

Mais, avant d'aller plus loin, une question se présente tout d'abord : le médecin peut-il assurer qu'il y a empoisonnement, alors qu'il ne parvient point à mettre à découvert la substance vénéneuse? peut-il, en présence des symptômes observés pendant la vie, en face des altérations cadavériques, à la vue de certaines colorations produites sur les liquides recueillis par les réactifs, répondre d'une manière affirmative aux questions du président d'une cour d'assises, qui lui demande s'il est convaincu ou non de l'existence de l'empoisonnement? Nous ne le pensons pas, du moins dans la grande majorité des cas[1], ou si ce n'est lorsqu'il s'agit

---

1 M. Devergie avait écrit (Dictionn. de méd. et de chirurgie pratiques, art. *Cuivre*), qu'il est en médecine légale un principe *qui ne souffre pas d'exception :* c'est que toutes les fois qu'on constate la présence d'un poison métallique, il faut en extraire le métal comme la preuve irrécusable de la nature métallique des précipités. M. Orfila (Traité de méd. légale, tom. III, pag. 3) repousse avec raison l'adoption d'une loi aussi absolue, parce qu'elle pourrait avoir dans certains cas les conséquences les plus fâcheuses. Supposez, dit cet habile chimiste, un empoisonnement par la potasse, la soude, la baryte ou la chaux, le sulfure de potassium, le chlorure de barium, etc. Évidemment le médecin expert ne rejettera point toute idée d'empoisonnement, parce qu'il n'aura point eu à sa disposition une forte pile électrique ou un autre appareil compliqué pour réduire ces différens métaux. Le créateur de la toxicologie a, dans ces différens cas, raison contre M. Devergie; mais il est évident, ce me semble, que ce dernier n'a point voulu comprendre ces corps dans sa proposition. Toujours est-il qu'il est plus sage de réduire, autant que faire se peut, le poison à l'état métallique, ce moyen levant toute espèce de doute et d'incertitude.

de substances toxiques appartenant au règne organique; encore est-il vrai de dire ici que, ces substances devant leurs propriétés à un arrangement particulier de leurs molécules élémentaires, ou plutôt à une véritable organisation, il y a tout lieu de craindre que l'introduction d'agens chimiques ne trouble cet arrangement, ne le détruise, ou ne lui fasse subir des transformations qui seraient de nature à compliquer singulièrement le problème et souvent même à le rendre tout-à-fait insoluble. Mais les difficultés que nous venons de signaler pour la recherche des substances toxiques végétales, se reproduisent-elles pour les poisons minéraux? En d'autres termes, les phénomènes de destruction et de transformation que l'on a à redouter pour les poisons organiques se présentent-ils également pour ceux du règne minéral? Non, assurément; aussi le médecin légiste, dans les cas d'empoisonnement de ce genre, arrive-t-il à un degré de certitude auquel il ne lui est jamais permis d'atteindre, quand il s'agit de l'examen de substances vénéneuses organiques.

Efforçons-nous donc de tracer les règles suivant lesquelles doit procéder le médecin expert, afin de répondre dignement à ce que la loi et la société doivent attendre de lui. On comprend tout d'abord que la question, pour lui, n'est autre qu'une question d'analyse; or qu'est ce qu'analyser un corps, sinon le différencier de tous ceux qui pourraient avoir avec celui qu'on examine quelque caractère d'analogie, et l'isoler à l'aide de moyens sûrs et éprouvés de tous ceux avec lesquels il pourrait être momentanément confondu. Lors donc que le médecin légiste procède à un examen de cette nature, il doit posséder des connaissances suffisantes pour séparer les uns des autres tous les corps vénéneux qui pourraient avoir été mélangés, fortuitement ou à dessein, avec des substances étrangères, de manière à jeter dans l'indécision un médecin peu versé dans lesprocédés ardus et minutieux de l'analyse. Remarquez que ce n'est pas seulement l'analyse de substances minérales mélangées entre elles qu'il s'agit de faire; car le criminel peut rendre encore le problème plus compliqué en y ajoutant des substances vénéneuses tirées du règne végétal, de telle sorte que l'homme de l'art, au lieu d'avoir à retrouver des poisons d'une même nature, peut se trouver dans la nécessité d'en isoler un plus grand nombre tirés de règnes différens. N'oubliez point d'ailleurs que tous ces toxiques si divers ont pu réagir les uns sur les autres et donner naissance à de nouvelles combinaisons, qui elles-mêmes auront pu se modifier sous l'influence des liquides contenus dans l'estomac et de l'action même de cet organe; d'où l'on voit que le problème peut se compliquer singulièrement, et qu'au lieu d'une analyse simple, le médecin légiste peut avoir à résoudre une question d'analyse des plus complexe. Sans doute, dans la grande majorité des cas, il n'en est pas ainsi, puisque les scélérats, pour exécuter leur crime, n'ont le plus souvent recours qu'à une seule substance. Niera-t-on toutefois que cela ne puisse avoir lieu? Non, certainement; et dès-lors on sent de quelle importance il est que les médecins chargés par les tribunaux de procéder aux recherches médico-légales relatives à l'empoisonnement, soient à même de résoudre toutes les difficultés de ce genre. Mais le peuvent-ils toujours dans l'état actuel de la science? Pour nous en assurer, parcourons les travaux les plus récens publiés sur cette branche importante de la médecine judiciaire.

Si nous ouvrons les principaux traités de médecine légale qui ont paru jusqu'à ce jour, nous y trouvons sans doute un grand nombre de notions plus ou moins précieuses, destinées à diriger le médecin dans l'étude et la recherche de chaque poison en particulier; mais ces préceptes, si parfaits d'ailleurs qu'ils soient, alors qu'on expérimente sur les substances toxiques à l'état de pureté et isolées de toute substance étrangère, cessent d'être applicables quand les poisons sont mélangés à d'autres substances telles que les alimens et les boissons dont nous faisons journellement usage. L'ouvrage si remarquable de M. Orfila résoud en partie, il est vrai, ces difficultés, en mentionnant les différences et les modifications qu'apporte aux colorations le mélange des poisons au vin, à la bile, etc.; mais ces mélanges eux-mêmes sont distincts les uns des autres, ils ne se trouvent pas réunis en une seule masse, où le réactif doive chercher la substance toxique, et puis, enfin, ils ne sont pas, comme dans l'empoisonnement, plongés au milieu de débris d'alimens, plus ou moins altérés par les sucs et l'action de l'estomac.

D'ailleurs, n'en fût-il pas ainsi, et les difficultés que nous signalons fussent-elles moins grandes, comment le médecin légiste procédera-t-il aux investigations qui lui sont demandées dans les cas nombreux où il n'a d'avance aucune donnée sur l'espèce et la nature des poisons ingérés? Sans doute, s'il savait *à priori* qu'il s'agit de découvrir tel ou tel poison, il lui serait facile d'arriver au but qu'il se propose, à l'aide des documens consignés dans les différens traités de médecine légale. Encore faudrait-il souvent pour cela que le poison ne fût pas entièrement combiné avec les substances organiques; mais dans les cas même où l'étude des symptômes et l'observation des lésions des organes semblaient mettre le médecin sur la voie, combien de fois le résultat n'a-t-il pas fait reconnaître la fausseté de présomptions fondées en apparence? A combien de tâtonnemens n'a-t-il pas fallu se livrer alors pour retrouver un poison autre que celui qu'on avait supposé exister? Et croit-on, qu'en agissant ainsi, on n'a pas laissé échapper plus d'une fois le corps du délit? Doute-t-on qu'à l'aide de ces moyens imparfaits, plus d'un coupable n'ait été soustrait au glaive de la justice, et n'ait trouvé dans son impunité un nouvel encouragement au crime?

M. Orfila, que rencontrent toujours dans la voie du progrès ceux qui s'occupent de la science toxicologique qu'il a créée, n'a-t-il pas confirmé d'avance ce que nous venons de dire, en s'exprimant ainsi dans un mémoire inséré dans les Annales d'hygiène et de médecine légale[1] : « Je n'hésite pas à le dire, l'expert « le plus versé dans les opérations chimiques, s'il « avait à reconnaître un empoisonnement par quel- « ques-uns des mélanges dont je vais faire mention, « commettrait les erreurs les plus graves, s'il ne pos- « sédait pas les données qui font la base de ce mé- « moire. Il pourrait, par exemple, conclure, d'après « un certain nombre d'expériences, qu'un individu a « été empoisonné par un mélange d'acide arsénique « et de protochlorure de mercure, ou de mercure

1 Tom. VII, pag. 627.

« métallique, tandis que l'empoisonnement aurait eu « lieu par du sublimé corrosif et de l'acide arsénieux, « ou bien que l'empoisonnement a été déterminé par « de l'acide antimonique (peroxide), mélangé de pro- « totartrate et de protochlorure de mercure, lorsqu'il « n'y a eu d'avalé que du sublimé corrosif et de l'émé- « tique. Je pourrais multiplier les citations, si celles- « ci ne suffisaient pas pour faire sentir toute l'impor- « tance du travail auquel je me suis livré. » Cet aveu suffirait seul pour démontrer la nécessité d'ajouter encore, si des efforts persévérans le permettent, aux moyens conseillés par nos prédécesseurs pour perfectionner l'analyse médico-légale.

S'il est vrai que des poisons de différente nature, et appartenant à des règnes différens, peuvent être donnés ensemble dans une intention coupable, il suit naturellement que, dans tous les cas où l'on n'a que des soupçons sur l'espèce de toxique qui a causé la mort, il est d'une indispensable nécessité de se servir d'une méthode telle qu'aucune trace de poison, à quelque règne qu'il appartienne, ne puisse échapper à l'analyse : or, nous ne sachons pas que dans l'état actuel de la science une pareille méthode ait été proposée ou suivie ; ce qui nous autorise surtout à penser ainsi, est le mémoire de M. Orfila, travail qui se recommande, comme tous les autres travaux de ce savant, par son utilité pratique.

Afin de parvenir à la découverte d'un poison inconnu, deux méthodes sont offertes par la chimie : l'une, que l'on pourrait appeler empirique, consiste à déduire des conclusions plus ou moins assurées soit de phénomènes de coloration produite par certains réactifs, soit de degrés variables de solubilité de précipités dans quelques menstrues; l'autre, que l'on pourrait désigner sous le nom de méthode d'isolement, et qui consiste à isoler par groupes les diverses substances qui composent le mélange, et à séparer ensuite chacun des corps qui constituent les différens groupes.

Si dans les recherches de cette nature on s'attachait spécialement à éviter tout ce qui présente un caractère de difficulté et de lenteur, nul doute qu'il ne fallût préférer la première méthode; mais s'il est avantageux d'arriver promptement au but, il l'est d'avantage encore de prendre une route certaine. Or, à quelles erreurs ne conduit pas la première méthode? il suffit, pour s'en convaincree, de parcourir les annales de la science. Combien, en effet, doivent être trompeurs des caractères de coloration fournis par des liquides toujours mélangés, souvent colorés déjà par des principes étrangers, contenant des produits organiques plus ou moins abondans, dont la destruction ou la transformation en produits nouveaux, donne à chaque instant naissance à une coloration nouvelle et tout-à-fait indépendante de celle des produits supposés! Combien les caractères de précipitation n'exposent-ils pas aussi à l'erreur, s'il est vrai que des substances précipitées par certains réactifs, lorsquelles sont isolées ou associées seulement à des substances du même règne, cessent de l'être dès qu'elles se trouvent en contact avec des matières organiques fixes, ainsi qu'il arrive pour l'oxide de fer, l'alumine, l'antimoine, etc.

La seconde méthode fait suivre, il est vrai, une route plus longue, mais elle met sûrement à l'abri de ces graves inconvéniens; au lieu de laisser errer l'expert dans le dédale des nuances fugitives, trompeuses et parfois insaisissables des colorations ou des précipités, elle le conduit graduellement et méthodiquement par une série d'actions raisonnées, jusqu'au terme final de l'opération, savoir à la découverte du poison cherché, quand il existe. Isolées par elle de tous les corps qui leur étaient unis, et qui pouvaient les masquer, les substances toxiques peuvent alors être démontrées et étudiées à l'état de pureté.

Mais, jusqu'à ce jour, cette dernière méthode ne semble pas avoir été généralement comprise : puisque, d'une part, on ne s'est guère occupé que de l'analyse de poisons isolés et sans mélange entre eux, et que, de l'autre, on a presque toujours supposé ces toxiques séparés des matières organiques auxquelles ils sont si souvent unis.

L'auteur d'une thèse remarquable[1], présentée l'année dernière à la Faculté de Strasbourg, et couronnée par cette compagnie, a essayé de combler la lacune que nous venons de signaler, en substituant aux procédés ordinairement suivis une méthode générale, applicable aux divers cas d'empoisonnement par les substances minérales, et en particulier par les sels métalliques. Mais cette méthode ne peut remplir le but que nous cherchons à atteindre, puisqu'elle exclut, en principe, les poisons organiques, et qu'elle expose manifestement, ainsi que nous le démontrerons, à ne pas trouver certains poisons inorganiques, retenus par les substances étrangères auxquelles ils sont mêlés : d'ailleurs, contradictoire à elle-même, après avoir démontré l'insuffisance

---

1 De l'analyse chimique des poisons, considérée dans ses rapports avec la médecine légale. Thèse inaugurale, par M. Tauflieb. Strasbourg, 1834, in-4.°

de la méthode par coloration pour les recherches de chimie légale, c'est par elle qu'elle arrive quelquefois à la détermination de la substance toxique qui fait l'objet des recherches du médecin expert. Nous nous sommes attaché, à parer à ces divers inconvéniens en proposant une méthode applicable à tous les poisons en général, et qui n'en laisse échapper aucun; mais avant de la développer, qu'il nous soit permis de revenir sur la série des opérations conseillées dans le travail estimable que nous venons de citer.

L'auteur commence par établir deux cas[1] : « 1.° on « peut avoir à examiner le poison non encore mêlé « avec des substances organiques; 2.° la substance vé- « néneuse peut se trouver dans les matières alimen- « taires, ou dans les liquides contenus dans les premières « voies : dans le premier cas, l'analyse toxicologique ne « diffère nullement de l'analyse qualitative ordinaire. »

Dans le second cas, au contraire, comme les matières organiques peuvent masquer jusqu'à un certain point le poison, il faut, poursuit le chimiste qui nous fournit ces réflexions, avoir recours à la méthode suivante[2] : « Quelle que soit la matière que l'on veuille « examiner, on commence par l'évaporer à siccité « dans une capsule de porcelaine, après l'avoir rendue « sensiblement alcaline par une dissolution de sous- « carbonate de soude. L'addition du carbonate alcalin « a pour but de décomposer les sels métalliques, de « transformer, par exemple, en deutoxide de mercure, « le sublimé corrosif qui, comme on sait, serait en- « traîné en partie par la vapeur aqueuse pendant l'éva-

1 Ouvrage cité, page 28. — 2 Ouvrage cité, page 29.

« poration. Cette évaporation doit être conduite avec « ménagement, et, vers la fin surtout, il est nécessaire « de remuer sans cesse les matières avec une spatule « de verre, pour prévenir leur adhérence au fond de « la capsule. Lorsque la masse est solide et bien des- « séchée, on l'introduira dans une cornue de verre « suivie d'un ballon : l'appareil pourra être chauffé à « la lampe à esprit de vin à double courant, si les « matières sont en petites quantités; dans le cas con- « traire il faudra employer un feu de charbon. On « commencera par chauffer avec modération, jusqu'à « ce que les matières organiques soient complétement « décomposées, ce qui n'a lieu que lorsque les vapeurs « empyreumatiques ont entièrement cessé de se dégager. « L'opération étant arrivée à ce point, on augmente « le feu jusqu'à faire rougir le fond de la cornue; « bientôt après on retire cette dernière du feu, on la « casse pour pouvoir examiner l'intérieur du col et « retirer la masse charbonneuse qui se trouve dans le « fond. Si l'on trouve des globules ou des points mé- « talliques tapissant l'intérieur du col de la cornue, « on les détache avec la pointe d'un canif, et on les « examine, comme nous le dirons plus tard, en parlant « du mercure et de l'arsénic. La masse charbonneuse « sera examinée à la loupe, pour y découvrir les glo- « bules métalliques (le plomb, par exemple) qui pour- « raient s'y trouver, *puis on l'incinère dans une capsule* « *de platine;* les cendres seront traitées par l'*eau ré-* « *gale*, et la dissolution que l'on aura obtenue de cette « manière, pourra être examinée d'après le procédé « qui sera décrit plus loin. »

Ainsi le meilleur procédé serait celui qui consiste

à décomposer les sels métalliques, à évaporer dans une capsule de porcelaine jusqu'à siccité, en ayant soin de ne pas laisser adhérer les matières au fond de la capsule, puis à introduire dans une cornue de verre, communiquant avec un ballon, la masse bien desséchée, pour ensuite la soumettre, suivant sa quantité, au feu d'une lampe à esprit de vin ou à celui de charbons; de telle sorte qu'en conduisant l'opération avec lenteur, on obtienne la décomposition des matières organiques et que l'on arrive à recueillir, en brisant la cornue, la masse charbonneuse et les globules, ainsi que les points métalliques qui tapissent son intérieur, et que l'on détacherait avec la pointe d'un canif, sauf à examiner ensuite la masse charbonneuse à la loupe, à l'effet d'y découvrir les globules métalliques qui peuvent s'y trouver, à incinérer cette dernière dans une *capsule de platine*, en ayant soin de traiter les cendres par l'*eau régale* et de conserver religieusement la dissolution qui en serait le résultat.

Avant d'aller plus loin, il nous importe d'abord de rappeler que dans la méthode indiquée il n'est tenu aucun compte des poisons organiques qui pourraient se trouver mélangés avec la matière qui fait l'objet de ces recherches; et comme la supposition de ces mélanges peut être presque toujours faite, cette méthode, comme on le voit, est tout aussi insuffisante, sous ce point de vue, que celles suivies jusqu'alors. Mais un autre reproche, beaucoup plus grave, doit lui être adressé encore. L'auteur veut que l'on traite par l'eau régale les cendres résultant de l'incinération de la masse charbonneuse. Comment parviendrait-on par ce procédé à démontrer l'empoisonnement par les sels d'argent?

Il suffit de se rappeler les élémens de l'analyse pour savoir que ce métal ne se dissout pas dans l'eau régale, et qu'il est, au contraire, précipité sous la forme de chlorure. Comment (page 68) admettre dès-lors que, si, après avoir ainsi traité la masse par l'*eau régale*, on obtient, en versant dans la liqueur de l'acide hydrochlorique en excès, un précipité blanc, insoluble dans le chlore liquide, ce précipité ne puisse être que de l'argent. Pour que ce précipité pût se rencontrer sous la main de l'expérimentateur, il n'eût pas fallu prendre soin de le rejeter. Remarquez d'ailleurs que, comme nous le disions il n'y a qu'un instant, après avoir proscrit la méthode empirique de l'analyse par coloration, c'est à elle cependant que l'on conseille d'avoir recours dans l'empoisonnement complexe! Ainsi, pour n'en citer qu'un exemple, les caractères que l'auteur donne dans son tableau comme propres à déceler la présence du cuivre, sont, à peu de choses près, des caractères de coloration : encore importe-t-il d'ajouter que la coloration bleuâtre, qui survient par l'addition de l'ammoniaque dans une partie de la dissolution première, est susceptible d'induire en erreur un médecin peu habitué aux manipulations chimiques, ainsi qu'on peut s'en convaincre par l'expérience suivante : Prenez une certaine quantité d'un sel de plomb et une quantité à peu près égale de nickel, mélangez ces deux produits, puis versez-y un peu d'ammoniaque, et vous obtiendrez une coloration bleuâtre, bien que la liqueur ne contienne pas un atome de cuivre.[1]

---

1 Cette coloration pourra bien ne pas en imposer au chimiste expérimenté; mais il importe de ne jamais perdre de vue que tous les médecins légistes ne sont point des chimistes consommés.

Une autre cause d'erreur très-grave dans l'appréciation des sels métalliques, est l'instrument même dont l'usage est conseillé dans le travail qui nous occupe. En effet, personne n'ignore que les cornues de verre présentent le grand désavantage de ne chauffer fortement que la surface de la masse qui y est contenue, et celui, plus grand encore, de ne permettre que très-difficilement à l'expérimentateur de connaître exactement le degré de température auquel est soumis leur contenu; or, comme dans le procédé indiqué on n'a pris aucune précaution pour s'assurer du degré de la température de la cornue; il s'ensuit naturellement que s'il se trouve, en présence de l'acide arsénieux, des métaux susceptibles de s'unir à l'arsénic réduit (car on suppose la présence de matières organiques qui par leur calcination doivent donner naissance à du charbon), la combinaison supposée de ces métaux entre eux se réalisera de telle sorte, que le plomb, par exemple, formera avec l'arsénic un arséniure de plomb, et que dès-lors le médecin expert sera nécessairement conduit à commettre de graves erreurs. Remarquez, en effet, que dans ce cas, l'arsénic, n'étant point mis en liberté, resterait avec les autres substances dans la masse charbonneuse à l'état d'arséniure de plomb (inconvénient que l'on éviterait sûrement en se servant d'une cornue de grès; car alors la chaleur décomposerait l'arséniure lui-même); que maintenant l'eau régale vienne agir sur ce composé, l'action de ce liquide aura pour résultat la transformation de ces corps en acide arsénique et en oxide de plomb. L'acide arsénique viendrait ensuite se placer dans le tableau à côté de l'étain; erreur contre laquelle l'auteur ne donne aucun moyen de garantie!

Une erreur non moins importante nous semble résulter du conseil donné, d'incinérer la masse charbonneuse et les produits qu'elle contient dans une capsule de platine. Le médecin dont nous exposons les idées ignore-t-il que, si, comme il le suppose, il se trouve dans la matière charbonneuse du plomb ou de l'antimoine, ces derniers, en s'unissant au platine, ne tarderont pas à perforer l'instrument? Berzelius et Berthier ne laissent aucun doute à cet égard. [1]

---

1 Quand on se sert de vases de platine, il faut prendre les précautions suivantes pour les conserver intacts :

1.° Ne pas y traiter de mélanges qui puissent dégager du chlore;

2.° Ne pas y calciner des mélanges qui puissent laisser *un résidu de métal* ou *de phosphore;* par exemple, aucun sel métallique à acide végétal, *parce qu'alors le platine se combine avec les métaux réduits*, et quand on dissout *ceux-ci* au moyen des ACIDES, le platine auquel *ils sont alliés se détache en même temps*, d'où résulte *une fossette dans le creuset* (on comprend que dans le cas dont nous parlons, la perforation aura plus tôt lieu encore, puisqu'il y existe du charbon).

3.° Il faut se garder d'élever la température du creuset jusqu'au rouge-blanc, quand on y calcine des oxides métalliques qui n'ont pas une très-forte affinité pour l'oxigène, comme ceux de *plomb*, de *bismuth*, de *cuivre*, de *cobalt*, de *nickel*, d'*antimoine;* car, quoique ces oxides ne soient pas réductibles par eux-mêmes, ils sont ramenés à l'état métallique pendant leur contact avec le platine qui est au rouge-blanc, et s'allient à la paroi interne du creuset. A la vérité, le métal étranger peut être enlevé par l'action alternée d'une légère chaleur rouge et des acides; mais la paroi interne du creuset a dès-lors une porosité telle qu'on peut le regarder comme perdu. (Berzelius, Traité de chimie, traduit par Esslinger, t. III, p. 71.)

On se sert de petites capsules de platine, mais il n'est pas possible d'en faire usage pour griller *les arséniures* et les matières qui renferment du *plomb* ou de l'*antimoine*, parce que ces substances attaquent aisément le platine, le rendent cassant et peuvent même

Enfin, une erreur plus grave encore dans ses conséquences est due à l'incinération même de la masse charbonneuse. N'est-il pas évident, en effet, qu'en agissant ainsi, on s'expose à volatiliser l'antimoine et à faire disparaître les traces d'un toxique qu'on avait mission de mettre sous les yeux du magistrat. Qu'on consulte, s'il reste le moindre doute à cet égard, l'auteur du traité de l'analyse par la voie sèche, et on y verra que l'antimoine *se sublime* à un degré de chaleur un peu plus élevé que celui où le verre se ramollit[1], qu'il *s'oxide* rapidement et qu'il peut même y avoir une combustion vive[2]. Cette combustion est accompagnée d'une fumée blanche et épaisse, qui se condense sous forme de petits grains cristallins, etc.

Et s'il est de précepte rigoureux en analyse de ménager avec un soin scrupuleux les liqueurs sur lesquelles on expérimente, afin de ne perdre aucun atome des corps qu'elles recèlent, combien de reproches n'encourt pas sous ce rapport la méthode analytique consignée dans la dissertation dont nous parlons, et que l'auteur, dans un autre travail[3], dit avoir empruntée en partie à Rose, et que l'on trouve d'ailleurs indiquée *auparavant*, en partie du moins, dans le manuel d'Edwards et de Vavasseur. Comment, en effet, serait-il possible d'y recourir dans les recherches de chimie légale, alors qu'on n'ex-

---

le faire fondre. (Berthier, Traité des essais par la voie sèche, tom. I.er, pag. 33.)

1 Ouvrage cité, tom. II, pag. 443.

2 *Ibid.*, tom. II, pag. 484.

3 Considérations sur l'analyse qualitative, suivies de l'exposition d'une méthode analytique, applicable à la recherche des substances minérales; in-4.°, 2 Août 1832, p. 10 et 27.

périmente que sur de très-faibles quantités de poisons, puisque les milligrammes qui y seraient contenus seraient infailliblement perdus au milieu des recherches nombreuses qu'il faut entreprendre sur la *dissolution première.* Il importe, en effet, de se rappeler que par la méthode, à laquelle le chimiste dont nous parlons conseille d'avoir recours, il s'agit de *diviser* la liqueur qui est censée contenir la quantité la plus minime de toxique, en *sept* parties, à l'effet d'y produire les réactions nécessaires et propres à déceler les substances que l'on suppose y exister. Or, on comprend que quelques milligrammes de toxique, subdivisés de cette manière, finiront par le devenir à l'infini, et par échapper aux méthodes d'analyse les plus sûres et les plus exactes.

Si nous ne nous abusons pas, les considérations dans lesquelles nous venons d'entrer démontrent d'une manière certaine que le procédé que nous venons de combattre est des plus vicieux et qu'il expose à commettre les plus graves erreurs. C'est donc, nous le pensons, rendre un véritable service à la médecine judiciaire que de lui en substituer un qui puisse servir dans le plus grand nombre de cas, et qui offre au médecin expert un degré de certitude tel, qu'après l'avoir fidèlement exécuté, il puisse être certain, s'il ne rencontre aucune trace de poison, que son art n'a point failli, et que c'est justement que le glaive de la loi n'a point atteint l'accusé. Or, nous croyons avoir satisfait à la plupart de ces exigences dans la méthode suivante, à laquelle nous conseillons d'avoir recours.

Quelle que soit la matière que l'on ait à examiner, il importe de la diviser en deux parties, afin que, si un malheur survient pendant l'opération, tout espoir de réussite ne soit pas perdu; puis on procédera aux recherches de chimie légale comme nous allons le dire.

(On s'étonnera peut-être de ne pas voir figurer le chlore et l'ammoniaque au nombre des toxiques que l'on suppose exister dans les matières suspectes; mais cet étonnement cessera, si l'on réfléchit que le chlore, selon toute apparence, s'y sera transformé en chlorure, et que, dans le cas contraire, l'odeur en décélerait la présence; quant à l'ammoniaque, dans le cas où il serait impossible de le reconnaître par ce dernier moyen, la difficulté serait, pour ainsi dire, insurmontable; en effet, comme on ne pourrait mettre l'ammoniaque en liberté qu'en le déplaçant par un autre alcali, il resterait à se demander alors si l'odeur ammoniacale provient de l'ammoniaque introduit comme toxique, ou de celui que laissent dégager naturellement les matières organiques, quand on les traite par un alcali.)

Il importe de s'assurer d'abord si la liqueur ne renferme point de phosphore, ce qu'on reconnaîtra à l'odeur alliacée du mélange, à la propriété qu'il a de fumer, lorsqu'il est exposé à l'air, et à la manière dont il se comporte, lorsqu'on l'étend sur une plaque de fer. Si le phosphore était déjà oxidé, il serait difficile de le reconnaître, parce qu'il existe, comme on le sait, beaucoup de phosphates dans les matières organiques.

Ensuite il faut procéder à la recherche de l'iode et du brôme, qui peuvent exister l'un ou l'autre à l'état de brômure ou d'iodure, ou bien à l'état d'acide hydriodique ou d'acide hydrobrômique. Pour découvrir le premier de ces corps, on examinera avec soin la couleur des matières pour savoir si elle ne rappelle celle de l'iode en présence des matières amylacées; dans le cas où il en serait ainsi, il faudrait s'assurer si c'est à ce produit qu'il faut l'attribuer; pour cela il suffira d'en prendre une petite quantité et de voir si elle se comporte comme l'iodure d'amidon.

Dans le cas où la liqueur serait incolore, comme elle pourrait néanmoins renfermer de l'iode, il faudrait, à titre d'essai, prendre une certaine quantité des matières suspectes, l'introduire dans un verre à expérience, puis y ajouter un peu de fécule et incliner légèrement sur la surface du liquide un flacon de chlore humide récemment préparé[1]. Si la surface du liquide se colore en bleu et que cette coloration se propage aux couches les plus profondes, on sera en droit d'en conclure qu'il y a de l'iode, pourvu, bien entendu, que les autres caractères viennent confirmer le soupçon, qu'aura fait naître la coloration.

Reste à déceler la présence du brôme; pour y parvenir, on prendra une petite portion des matières qui sont soumises à l'examen, et on l'introduira dans un petit tube fermé à une de ses extrémités; on y ajoutera un peu de chlore, et on traitera par l'éther. Si celui-ci, après avoir été agité pendant un certain temps, se colore en rouge, il y a lieu de croire à l'existence d'un

---

1 On sera peut-être surpris de voir que nous ne conseillons point de verser du chlore dans la matière; mais ce procédé offre le grand inconvénient pour les personnes qui ne sont point habituées aux manipulations chimiques, de laisser échapper la coloration qui, comme on le sait, disparait par un excès de chlore. Il faudrait donc, si on avait recours à ce moyen, verser très-lentement et en très-petite quantité le chlore liquide dans la matière que l'on essaie.

empoisonnement par le brôme, et on soumettra la totalité des matières au traitement par l'éther, pour ensuite procéder à la séparation de ce toxique suivant les règles indiquées par M. Ballard, ou par M. Barthèz.

Il nous semble inutile de dire que dans le cas où l'on n'aurait rencontré aucune des substances vénéneuses dont nous venons de parler, on remettrait dans la masse des matières suspectes les petites fractions qui auraient servi à ces différens essais. Comme il serait possible que l'éther eût dissous une petite quantité des poisons végétaux, il faudrait faire évaporer au bain-marie pour obtenir le résidu et le soumettre ultérieurement aux recherches auxquelles seront soumis les poisons organiques [voy. p. 35]. (A ce propos nous ferons remarquer qu'il importe, après avoir distillé les dissolutions alcoolique et éthérée au bain-marie, quand on procède à l'analyse de la liqueur A [voy. p. 34], d'ajouter à la dissolution aqueuse quelques gouttes d'acide hydrosulfurique pour précipiter les chlorures qui auraient pu se dissoudre dans l'éther ou l'alcool; dans le cas où il existerait un précipité, il faudrait joindre ce dernier aux matières suspectes, afin qu'il y soit soumis aux mêmes traitemens.)

Ces opérations préliminaires étant faites, on s'assurera de la qualité acide ou alkaline de la liqueur, et dans le cas où elle rougirait le papier de tournesol, on procéderait immédiatement à la recherche de l'acide. Pour parvenir à cette découverte, on saturera la liqueur par la soude, à l'effet de former avec l'acide un sel soluble; puis, cette combinaison obtenue, on filtrera, on fera évaporer, cristalliser même, s'il est possible, le produit de la filtration, et on procédera à la recherche de l'acide inconnu, qu'il se présente ou non sous forme cristalline; à cet effet, on aura recours au tableau analytique des acides, qui se trouve à la fin de ce travail.

Dans le cas où la liqueur, au lieu d'être acide, est fortement alkaline, on y versera quelques gouttes d'acide hydrochlorique, à l'effet de reconnaître si elle ne laisse point dégager une odeur sulfureuse, ce qui indiquerait la présence de quelque sulfure.

Cela fait, toutes les matières que l'on suppose contenir d'autres substances vénéneuses seront placées dans une capsule de porcelaine pour être évaporées au bain-marie [1]. L'évaporation terminée, on séparera une partie des poisons végétaux qui pourraient se trouver avec les matières suspectes et auraient pu occasioner la mort, en prenant un matras dans lequel on introduira toute la masse préalablement desséchée au bain-marie, ayant soin d'y ajouter une certaine quantité d'alcool pour les dissoudre. Le liquide sera chauffé jusqu'à l'ébullition pour faciliter la dissolution, puis le matras sera retiré du feu et son contenu versé sur un filtre. Après la filtration le liquide sera conservé et les matières solides soumises de nouveau à l'action de l'alcool, pour que ce dernier puisse dissoudre ce qui aurait échappé à son action première, et ainsi de suite jusqu'à ce que quelques gouttes de ce liquide, ayant séjourné sur les matières, ne laissent, après avoir été filtrées et introduites

---

1 L'évaporation au bain-marie est indispensable pour ne point détruire les poisons végétaux, et d'un autre côté l'évaporation en elle-même a pour but de faire disparaître l'eau qui, mêlée à l'alcool et à l'éther, pourrait affaiblir singulièrement ces deux véhicules et empêcher la dissolution des poisons végétaux.

dans une capsule, et chauffées à la lampe, apercevoir aucun résidu par l'évaporation. [1]

Après s'être ainsi assuré qu'aucun des poisons végétaux solubles dans l'alcool n'a pu échapper à ce véhicule, toutes les liqueurs résultant des différens traitemens qu'on aura fait subir à la matière, seront réunies et constitueront une liqueur que nous appellerons liqueur A.

On reprendra alors les matières qui ont déjà été soumises à l'action de l'alcool, pour les traiter par l'éther et les soumettre à la même série d'opérations, à l'effet d'isoler les poisons végétaux, qui ne sont point solubles dans l'alcool, mais qui au contraire se dissolvent aisément dans le dernier de ces véhicules. Toutes les liqueurs provenant des différens traitemens de la matière par l'éther, seront alors réunies (après qu'on se sera préalablement assuré que tout ce qui y était soluble y a été dissous), et constitueront à leur tour une liqueur que nous appellerons liqueur B.

Toutes les précautions ayant été prises pour qu'aucun des poisons végétaux n'échappe, le médecin expert s'entourera des mêmes garanties pour ne perdre aucun des atomes toxiques appartenant au règne minéral; à cet effet il s'occupera d'abord d'isoler l'arsénic, qui, en raison de son énergie, est souvent employé en

---

1 On objectera peut-être que, l'alcool ayant la propriété de dissoudre quelques substances organiques, l'évaporation complète ne pourrait jamais avoir lieu; mais il importe de remarquer que toutes les matières organiques qui auraient une tendance à se dissoudre dans ce liquide, s'y seront dissoutes dans les traitemens antérieurs, et que dès-lors il arrivera un moment où on n'aura plus de résidu.

petite quantité, et pour y parvenir il aura recours au procédé que nous indiquons[1], et qui consiste à trans-

[1] Un grand nombre de procédés ont été donnés pour démontrer la présence des préparations d'arsénic contenues dans les matières animales. MM. Hahnemann, Rose, Fischer, Roloff, Rapp, Orfila, et l'auteur du travail dont nous avons déjà parlé, ont, chacun, publié le leur. Tous ces procédés nous paraissent présenter plus ou moins d'inconvéniens; ainsi, dans celui de Hahnemann[1], qui consiste à faire bouillir les matières suspectes dans l'eau distillée et à les traiter par les réactifs convenables, les matières animales peuvent masquer la présence de l'acide arsénieux, au point qu'il soit impossible de la démontrer.

Celui de Rose[2] est long et difficile. On conçoit, d'ailleurs, qu'il est impossible, au milieu des nombreuses manipulations qu'il exige, de ne pas laisser échapper quelques traces du toxique; d'où il suit que, quand ce dernier existe en petite quantité, il y a tout lieu de craindre que les recherches ne soient souvent infructueuses; il offre de plus l'inconvénient, signalé par Berzelius, de précipiter toujours par l'eau de chaux même quand la liqueur ne contient pas d'acide arsénieux; et comme ce précipité est composé soit de phosphate calcique, soit d'une combinaison de chaux et de matières animales, il en résulte qu'en se décomposant pendant la réduction, ces dernières donnent des produits faciles à confondre avec une faible dose d'arsénic. Ces inconvéniens sont si réels, que Berzelius a cherché à modifier ce procédé (Berzelius, ouvr. cité, tome II, page 448, MDCCCXXX). Bien que la modification apportée par le chimiste suédois soit de nature à parer en partie aux inconvéniens signalés, néanmoins elle ne nous a point permis de démontrer la présence de l'arsénic introduit dans des proportions égales à celles qui nous ont servi pour les expériences dont nous parlerons dans un instant.

Celui de Fischer[3] présente les mêmes inconvéniens, et ne peut être employé que quand on possède une quantité de poison déjà

1 *Ueber die Arsenik-Vergiftung. Leipz.*, 1786.

2 H. Rose, Manuel de chimie analytique, traduit par M. Jourdan, tom. Ier, pag. 287.

3 Journal de Schweigger, vol. VI, cah. 1.

former l'acide arsénieux en sulfure d'arsénic au moyen de l'hydrosulfate d'ammoniaque.

---

assez considérable, puisqu'une partie doit être distraite pour être soumise à la pile voltaïque. Cette circonstance l'exclut du plus grand nombre des cas.

Les procédés de MM. Roloff[1] et Orfila[2] ont le désavantage, 1.° de transformer l'acide arsénieux en acide arsénique, toujours moins sensible aux réactifs; 2.° de former, lors de l'addition de l'acide hydro-sulfurique aqueux dans la liqueur, un précipité plus ou moins considérable de soufre, capable de masquer jusqu'à un certain point la petite quantité de sulfure d'arsénic obtenue.[3]

Le procédé de Rapp[4] réclame une habitude que n'ont pas toujours les médecins commis aux recherches de chimie légale; car, si l'opération n'est pas conduite avec assez de lenteur, une partie de la matière peut échapper à la décomposition, et se retrouvant dans la dissolution, masquer les caractères fournis par les réactifs; de plus, dans le cours de l'opération, si la déflagration est trop vive, l'arsénic se dégage à l'état d'acide arsénieux, et échappe aux recherches de l'expert.

Quant au procédé de l'auteur de la thèse dont nous avons parlé[5], et qui consiste à traiter par une dissolution d'oxide de zinc dans la potasse les liquides mucilagineux provenant de la décoction des matières suspectes, puis à acidifier la liqueur par l'acide hydrochlorique, après l'avoir filtrée, et à la saturer d'acide hydro-sulfurique, nous avons cru reconnaître que la liqueur ne se colore quelquefois que fort long-temps après avoir été soumise à l'ébul-

1 Journal de Schweigger, vol. VII, cah. 4.

2 Toxicologie générale, tom. I.er, pag. 412.

3 L'inconvénient qui résulte de la transformation de l'acide arsénieux en acide arsénique disparaît, quand, au lieu de recourir à l'acide hydro-sulfurique, on procède immédiatement, par un courant de gaz hydrogène, à la réduction de l'arséniate, dont la base a été convenablement choisie.

4 *Dissertatio inauguralis medica, sistens adnotationes et experimenta quædam nova chimica circa methodos varios veneficium arsenicale detegendi. Rapp. Tub.*, 1817.

5 De l'analyse chimique des poisons, considérée dans ses rapports avec la médecine légale; dissertation inaugurale, pag. 44.

Une fois la séparation de l'arsénic obtenue, on traite

---

lition, et ne donne jamais (au moins n'a jamais donné dans nos expériences) de précipité de sulfure d'arsénic.

Toutefois, comme en matière d'analyse l'expérience est souveraine, et qu'il nous importait de ne laisser aucun doute sur l'inefficacité des procédés que nous venons d'énumérer, pour retrouver de très-faibles quantités d'arsénic, nous les avons soumis, les uns et les autres, à des épreuves comparatives, afin de ne rien affirmer qui ne fût rigoureusement vrai.

Pour chaque expérience nous avons pris cinq milligrammes d'arsénic, que nous avons mêlés à une demi-livre de bouillie, faite avec du pain, de la viande, des légumes et un blanc d'œuf, et nous avons cherché à mettre en évidence le poison. Il importait que la quantité d'arsénic employée fût très-minime; car on conçoit que, si les recherches de chimie légale n'avaient pour but que de déceler la présence de l'arsénic à la dose d'un ou deux gros, il n'est aucun des procédés précédens qui ne répondît à l'attente de l'expert; mais si cette circonstance se présente quelquefois, souvent aussi le contraire a lieu; et tout inventeur d'un procédé nouveau doit supposer les chances les plus défavorables, comme, par exemple, un cas d'exhumation juridique, faite à une époque où les organes sont réduits en bouillie et où l'arsénic n'existe plus qu'en milligrammes. Je n'ai pas besoin d'ajouter que toutes les précautions nécessaires ont été prises pour que les procédés fussent exactement suivis, et que leur exécution fût en tout conforme à celles des chimistes qui les ont décrits. Voici le résultat de ces expériences :

Le procédé de Hahnemann a permis d'obtenir, au moyen de l'acide hydrosulfurique, aidé de l'acide hydrochlorique, une légère coloration jaune; mais aucune trace de précipité.

Celui de Rose n'a pas fourni des résultats plus avantageux; il en faut dire autant de celui de Fischer, qui ne saurait évidemment être mis en usage quand on expérimente sur d'aussi petites quantités.

Quant à celui de Rapp, bien que M. Orfila le trouve supérieur à ceux dont nous venons de parler, il nous a paru tout aussi insuffisant; et, il faut le dire, nous n'avons guère été plus heureux les matières restées sur le filtre par l'acide nitrique,

---

en suivant la marche indiquée par M. le doyen de la Faculté de médecine de Paris. Dans aucun de ces cas, et bien que nous ayons répété les expériences à différentes reprises, nous n'avons pu obtenir que des colorations, et jamais de précipités. Toutefois, la coloration qui se rapprochait le plus de celle que fait naître ordinairement dans la liqueur la présence de l'acide arsénieux, nous a été donnée par le procédé de M. Orfila. Ces résultats confirment d'ailleurs ce qu'avait dit cet habile chimiste, qui avait soumis avant nous à des épreuves comparatives la plupart des procédés dont nous venons de parler, mais qui, ayant expérimenté sur une quantité cinq fois plus grande ($0^{gr},025$) que celle que nous avons employée, a dû arriver à des résultats un peu différens.

Reste le dernier procédé dont nous avons fait mention. L'auteur ayant affirmé qu'il était parvenu à démontrer la présence d'un dixième de grain d'acide arsénieux dans une demi-livre de matières alimentaires, nous avons dû procéder encore avec plus de soin en mettant sa méthode à l'épreuve. Nous ne savons à quoi attribuer le résultat négatif auquel nous sommes parvenu; mais ici, comme dans les cas précédens, nous n'avons obtenu qu'une coloration jaune. MM. Strohl et Loyer, l'un, aide-préparateur de chimie à la Faculté de médecine de Strasbourg; l'autre, premier lauréat de l'hôpital militaire et préparateur de chimie au même établissement, ont bien voulu, sur notre demande, répéter cette expérience, et sont également arrivés à un résultat négatif; ils n'ont, ce sont leurs expressions, rien trouvé *qui ressemblât* à de l'arsénic. Il est vrai que le chimiste dont nous parlons se contente d'affirmer qu'il a pu démontrer la présence de l'arsénic; mais qu'il ne dit pas s'il s'est arrêté aux caractères fournis par la coloration, ou bien, s'il a réduit le métal.

Après ces divers essais, il nous était démontré qu'aucun des procédés que nous avions employés ne paraissait propre à faire reconnaître, au moins pour la grande majorité des cas, l'existence de l'arsénic dans les matières qui n'en contiendraient que $\frac{1}{10}$ de grain; aussi avons-nous dû chercher un procédé qui prouvît plus afin de détruire toutes les substances organiques; puis,

---

de certitude au médecin expert dans la recherche de ce poison. Voici celui que nous avons employé, et que nous croyons supérieur à tous ceux que nous venons d'examiner.

Toute méthode de séparation de l'arsénic devant, ce nous semble, pour être bonne, permettre d'abord d'isoler aisément l'arsénic de tous les corps avec lesquels il pourrait être confondu [1], puis rendre facile la réduction du métal lui-même, le procédé auquel nous conseillons d'avoir recours, nous paraît remplir ces deux conditions : il repose, 1.° sur la facilité de la sulfuration de l'arsénic et de tous les corps métalliques susceptibles de subir cette transformation; 2.° sur celle de la solubilité de ce sulfure dans l'ammoniaque, et la solubilité du composé qui en résulte dans l'alcool, ce dernier jouissant, à son tour, de la propriété de précipiter facilement l'albumine, la fibrine, les substances amylacées, etc., et de ne dissoudre qu'une petite quantité de substances organiques, mêlées à l'arsénic, substances qui ordinairement rendent la filtration impossible par leur viscosité, et qui, au contraire, par le moyen que nous indiquons, se séparent avec une facilité étonnante.

Ce procédé repose en outre sur la possibilité de transformer le sulfure d'arsénic en acide sulfurique, et en acide arsénique, par l'eau régale, et sur celle d'arriver promptement à la séparation de l'acide sulfurique et de l'acide arsénique, en saturant par l'ammoniaque, et en ajoutant ensuite à la liqueur du sulfate ammoniaco-magnésien, qui transforme l'acide arsénique en un précipité d'arséniate ammoniaco-magnésien composé, facilement réductible par l'hydrogène et le charbon, et qui offre l'avantage immense de faire servir à la réduction du métal les phosphates qui pourraient

1 On comprend que s'il est aisé, à l'aide de l'eau distillée, d'enlever l'acide arsénieux mêlé aux matières animales, il n'en est point ainsi quand le poison est combiné aux substances organiques; alors la potasse dans laquelle on fait macérer les tissus organisés qui renferment l'arsénic, est un moyen équivoque; il importe donc, quand on est à la recherche d'un nouveau moyen de séparation de l'arsénic, de ne jamais perdre de vue cette indication : nous croyons que le procédé que nous conseillons remplit convenablement ce but.

quand une fois il ne se dégage plus de vapeurs nitreuses,

---

exister dans les matières organiques et accompagner l'acide arsénique. Arrivons maintenant à la description de ce procédé.

Quelles que soient les matières suspectes, les poisons végétaux, s'il en existe, ayant été préalablement dissous, comme nous l'avons dit, on place les premières dans une capsule de porcelaine, et on y verse une dissolution d'hydrosulfate d'ammoniaque pour transformer en sulfure l'arsénic et les préparations métalliques qui pourraient s'y trouver, et qui seraient de nature à subir cette transformation; on fait ensuite évaporer lentement la liqueur; puis, quand l'évaporation est terminée, on traite le résidu par l'alcool saturé de gaz ammoniaque pour précipiter les substances organiques et dissoudre le sulfure d'arsénic; toutes les matières contenues dans la capsule sont alors placées sur un filtre, et on obtient par la filtration une liqueur qui contient de l'alcool, de l'ammoniaque et le sulfure qui y est dissous. Le tout est introduit dans une cornue communiquant avec un ballon, puis chauffé au bain-marie, afin de distiller l'alcool et d'évaporer l'ammoniaque, et on a au fond du vase le sulfure d'arsénic, uni à quelques substances organiques dissoutes par l'alcool et l'ammoniaque. On traite ensuite par l'acide nitrique uni à un peu d'acide hydrochlorique, pour brûler les matières organiques et transformer le sulfure en acide sulfurique et en acide arsénique. Une fois cette transformation obtenue, il ne reste plus qu'à séparer ces deux acides, en ajoutant à la liqueur de l'ammoniaque et du sulfate ammoniaco-magnésien, et on ne tarde pas à voir se précipiter l'acide arsénique à l'état d'arséniate ammoniaco-magnésien, précipité que l'on recueille sur un filtre, et que, après l'avoir desséché convenablement, on expose à un courant de gaz hydrogène, dans un petit tube effilé, comme l'a indiqué, le premier, Berzelius.

Avant d'expérimenter ce procédé sur une quantité aussi petite que celle qui nous avait servi dans les expériences précédentes, nous avons dû nous assurer qu'il était de nature à justifier nos prévisions. A cet effet, nous avons pris une demi-livre de substances organiques, composées de pain, de viande, de légumes, d'épinards, de choucroute et de vin rouge; nous y avons ajouté un blanc d'œuf et un demi-grain d'acide arsénieux; puis nous et qu'on s'est ainsi assuré que toutes les substances

---

avons procédé à la recherche du poison: d'après cette méthode, il nous a été facile de le mettre en évidence, et alors, persuadé que ce procédé pouvait être employé avec avantage, nous avons répété l'expérience sur un animal vivant.

Le 13 Juin 1835, dans l'amphithéâtre de l'hôpital militaire d'instruction de Strasbourg, en présence de plusieurs élèves de cet établissement, nous avons mis à découvert l'œsophage d'un chien épagneul, de taille moyenne, et, après l'avoir incisé, nous avons introduit dans l'estomac des boulettes de mie de pain et de viande, dans lesquelles on avait fait entrer huit grains d'acide arsénieux; une ligature a ensuite été placée sur le canal œsophagien. Nous avons alors délié l'animal, et nous l'avons laissé dans une salle voisine. Les douleurs n'ont pas tardé à se manifester; cependant la mort n'est survenue que vingt et une heures après l'administration du poison.

Douze heures après la mort, l'estomac a été ouvert, et les matières qu'il contenait ont été recueillies avec soin. Le pain et la viande étaient transformés en une matière épaisse, grisâtre, nageant au milieu d'une certaine quantité de bile. Ces substances ont été traitées suivant notre procédé. Quoique, par suite de la chaleur, une grande partie du contenu se fût coagulée, la précipitation par l'alcool n'en a pas moins été facile, puisque un vingtième seulement de l'arséniate ammoniaco-magnésien a suffi pour démontrer la présence du poison.[1]

Il ne nous restait plus, pour démontrer la supériorité de notre procédé sur tous ceux que nous avions examinés, qu'à le soumettre à l'épreuve comparative, et c'est ce que nous nous sommes empressé de faire. Ainsi, après avoir pris une demi-livre de substances alimentaires et y avoir ajouté cinq milligrammes d'acide arsénieux, nous avons fait passer les matières qui résultaient de

1 Nous avions entrepris de répéter cette expérience dans le cours de médecine légale que nous avons fait à la faculté lors de notre désignation à la suppléance par MM. le doyen et les professeurs de cette école; mais, obligé de suspendre inopinément nos leçons, nous n'avons pu y mettre fin. Le chien qui avait servi à l'expérience avait d'ailleurs, bien que plus robuste que le premier, succombé plus vite à l'administration du toxique.

organiques ont été détruites, on fait évaporer et on

---

ce mélange par la série d'opérations chimiques auxquelles les précédentes avaient été soumises, et nous avons été assez heureux pour obtenir l'anneau métallique dans un tube disposé à cet effet. Afin d'être bien sûr de ne pas nous être trompé, nous l'avons transformé, en plaçant le tube dans une petite cloche pleine d'oxigène sec, devant plusieurs personnes qui se livraient dans la même salle à d'autres opérations chimiques, en acide arsénieux, que l'acide hydrosulfurique a précipité à l'état de sulfure, précipité qui a été entièrement soluble dans l'ammoniaque.

Après cette épreuve, il ne peut, ce nous semble, plus rester de doute sur l'efficacité des moyens nouveaux que nous proposons et sur la supériorité de ce procédé. On remarquera, en outre, qu'il offre, sur plusieurs autres, l'avantage de poursuivre les dernières traces du poison, puisque l'on agit en même temps sur toutes les matières, avantage que ne présentent pas ceux où l'on n'opère que sur les liquides mucilagineux; circonstance qui dans les recherches entreprises à la suite d'exhumations juridiques, doit être de nature à induire souvent en erreur.

De tout ce qui précède nous croyons être en droit de conclure:

1.° Que de tous les procédés employés jusqu'à ce jour dans les cas d'empoisonnement, pour découvrir l'arsénic dans les matières alimentaires, aucun n'est propre à déceler la présence du toxique lorsqu'il n'existe qu'en très-faible quantité;

2.° Que celui qui paraît offrir le plus de certitude, est dû à M. Orfila;

3.° Que celui que nous proposons semble lui être préférable;

4.° Que ce procédé doit être considéré comme entièrement neuf, puisque, si l'on savait depuis long-temps que le sulfure d'arsénic est complétement soluble dans l'ammoniaque, on n'avait point jusqu'ici songé à précipiter les substances organiques par l'alcool; ce qui rend l'analyse de l'arsénic aussi sûre que facile. Ajoutez encore que ce procédé offre le grand avantage de séparer l'arsénic des matières alimentaires et des autres produits avec lesquels il peut se trouver mélangé, de telle sorte qu'on puisse agir ultérieurement sur les matières suspectes, comme si elles n'avaient point subi de traitement antérieur. Notez enfin, que la séparation traite le résidu par l'acide hydrochlorique, qui transforme en chlorures les produits susceptibles de subir cette transformation : il ne s'agit plus alors, pour procéder à l'analyse, que d'indiquer les substances vénéneuses sur lesquelles ces deux acides puissans ont agi. Ces substances peuvent être toutes celles que l'on a considérées jusqu'aujourd'hui comme substances toxiques minérales, et que nous n'avons point encore examinées[1]. Ce sont :

Le plomb,	Le fer,
Le cuivre,	L'alumine,
L'argent,	L'urane,
Le cadmium,	Le manganèse,
Le bismuth,	Le nickel,
L'or,	Le cobalt,
L'antimoine,	Le zinc,
Le platine,	La baryte,
L'étain,	La chaux,
Le palladium,	La potasse,
L'osmium,	La soude,

toutes substances que l'acide nitrique et l'acide hydrochlorique auront attaquées et rendues solubles ou insolubles, et qu'un courant de gaz hydrosulfurique séparera aussitôt en deux groupes, dont l'un, ne précipitant point par cet acide, sera composé des corps suivans tenus en dissolution, et constituera une liqueur à laquelle on donnera le nom de liqueur C.

Ce premier groupe sera composé ainsi qu'il suit :

---

de l'acide arsénique d'avec l'acide sulfurique à l'état d'arséniate ammoniaco-magnésien si facilement reductible n'avait, nous le croyons, été indiquée par personne.

1 Nous observerons que nous ne nous occupons point de

Fer,	Zinc,
Manganèse,	Baryte,
Alumine,	Chaux,
Urane,	Potasse,
Nickel,	Soude.
Cobalt,	

L'autre groupe se composera des sulfures suivans que l'acide hydrosulfurique aura précipités :

Sulfure de mercure,	Sulfure d'or,
— de plomb,	— de platine,
— de cuivre,	— d'antimoine,
— d'argent,	— de palladium,
— de cadmium,	— d'osmium[1],
— de bismuth,	— d'étain.

Enfin, il pourrait se faire que, par l'action des sulfates contenus dans les substances organiques, il se trouvât du sulfate de baryte avec les sulfures dont nous parlons ; mais cette particularité ne serait qu'un faible inconvénient facile à vaincre.

Il nous faut maintenant examiner les différentes liqueurs que nous avons obtenues par les divers traitemens que nous avons fait subir aux matières suspectes pour reprendre ensuite l'analyse des sulfures.

Analyse des liqueurs.

Il est naturel de commencer par la liqueur A, puisqu'elle a été la première obtenue. Examinons donc

---

savoir sous quelle forme le métal a été employé ; ce qu'il nous importe à nous, c'est de mettre le poison en liberté.

1 Il importe de remarquer que, s'il existait de l'osmium, le traitement opéré par l'eau régale avant la précipitation par l'acide hydrosulfurique, en indiquerait la présence par une odeur vive, forte et pénétrante.

les produits qui peuvent y être contenus. Nous savons déjà que l'alcool a la propriété de dissoudre un certain nombre de poisons végétaux, en même temps qu'il entraîne plusieurs résines, quelques corps gras et des huiles essentielles. Il semblerait donc que l'introduction de ces dernières substances dût mettre obstacle à l'analyse des premiers; mais leur insolubilité dans l'eau et les acides faibles fournit immédiatement un moyen de séparation aussi sûr que facile. D'ailleurs la cristallisation des poisons organiques après leur évaporation n'est-elle point un caractère suffisant pour éviter toute erreur à cet égard? Ainsi donc, dans le cas où il se trouverait dans la liqueur qui fait en ce moment l'objet de notre examen, des corps gras, de la bile ou de la térébenthine, mêlés avec les poisons végétaux, on arriverait promptement à leur séparation, en distillant la dissolution alcoolique au bain-marie, et en traitant par l'eau[1] distillée simple, ou aiguisée d'un peu d'acide acétique; les poisons végétaux ayant seuls la propriété de s'unir aux acides, formeraient instantanément des composés salins, que l'on isolerait ensuite des substances grasses, résineuses et oléagineuses, en les plaçant sur un filtre, et en faisant évaporer le liquide. Il faudrait alors s'efforcer à faire cristalliser les composés salins et à déterminer leur degré de saturation, afin de reconnaître les bases auxquelles ils appartiennent. Ces deux caractères sont en effet, à parler rigoureusement, les seuls qui permettent d'affirmer qu'il y a eu empoisonnement par une substance végétale, les autres étant toujours plus ou moins fallacieux. Néanmoins

---

1 Voyez p. 22 la précaution qu'il convient de prendre alors.

nous sommes loin de prétendre que ces conditions doivent toujours être remplies d'une manière absolue. Du reste, voyez, pour de plus amples détails sur l'analyse des poisons végétaux, les Mémoires de MM. Orfila, Lassaigne, Donné, Chaussier, Dupuy, etc.

Les produits de la liqueur A étant une fois examinés et reconnus, on procède à l'examen de ceux contenus dans la liqueur B, et les opérations pour parvenir à leur découverte, sont absolument les mêmes que celles que l'on a faites sur la liqueur A. L'éther pouvant, comme l'alcool, dissoudre des matières résineuses, des corps gras, des huiles essentielles, on se conduira pour la liqueur B comme on l'a fait pour la liqueur A, et on sera aussi réservé d'ailleurs qu'on l'a été pour la précédente.

Les poisons végétaux ayant été isolés comme nous venons de le dire, et l'arsénic ayant été recueilli comme nous l'avons indiqué (p. 30), il faut procéder aussitôt à l'examen de la liqueur C.

Pour mieux en faire l'analyse, rappelons-nous d'abord quels sont les produits qui peuvent y être contenus.

Ce sont :

L'alumine,	L'urane,	Le zinc,	La potasse,
Le fer,	Le nickel,	La baryte,	La soude.
Le manganèse,	Le cobalt,	La chaux,	

Pour obtenir la séparation de chacun de ces corps, ajoutez d'abord de l'hydrosulfate d'ammoniaque, et vous les diviserez en deux groupes dont l'un sera précipité.

Précipité B.			*Liqueur* D.	
Alumine,	Urane,	Cobalt,	Baryte,	Potasse,
Fer,	Nickel,	Zinc.	Chaux,	Soude.
Manganèse,				

Recueillez le précipité B, lavez; puis dissolvez dans l'acide nitrique uni à un peu d'acide hydrochlorique, afin de faire passer les sels au maximum d'oxidation; ajoutez ensuite de l'ammoniaque en excès, et du carbonate d'amoniaque en proportion, et vous précipiterez.

Précipité C.	*Liqueur* E.
Alumine,	Urane,
Fer,	Nickel,
Manganèse.	Zinc,
	Cobalt.

Dissolvez le précipité C dans l'acide hydrochlorique, après l'avoir convenablement lavé; puis ajoutez à la dissolution de la potasse; vous précipiterez de nouveau ces différens produits, moins cependant l'alumine, qu'un excès de potasse redissoudra:

Précipité D.	*Liqueur* F.
Fer, Manganèse.	Alumine.

Rendez la liqueur F acide et ajoutez de l'ammoniaque, tout l'alumine sera précipité; il ne reste plus alors qu'à recueillir le précipité, à le dissoudre de nouveau dans l'acide hydrochlorique et à voir s'il présente tous les caractères propres à l'alumine.[1]

L'alumine étant mise en liberté, il faut alors reprendre le précipité D de fer et de manganèse, et le dissoudre également dans l'acide hydrochlorique et y ajouter du chlore, après l'avoir laissé pendant quelque temps en digestion, y verser ensuite du carbonate de baryte

1 On sait que l'alun n'est vénéneux qu'à haute dose, de sorte qu'il faudrait se garder de conclure à un empoisonnement par cette substance, dans le cas où l'on trouverait une petite quantité d'alumine, et cela avec d'autant plus de raison, que ce corps pourrait s'y rencontrer par suite de l'introduction de quelque substance terreuse.

pour obtenir la séparation du fer et du manganèse.

Précipité F. — *Liqueur* G.
Fer. — Manganèse.

Ajoutez à la liqueur G de l'acide sulfurique, vous séparerez alors la baryte, et il ne vous restera plus dans la liqueur que le manganèse, que vous isolerez par la potasse.

Quant au précipité F, composé de fer et de baryte, il faut le traiter par l'acide sulfurique, alors on aura tous les caractères propres aux sels de fer, la baryte étant séparée, en vertu de son insolubilité, dans l'acide sulfurique.

Reprenez la liqueur E et faites-la bouillir avec un peu d'oxide de cuivre; ce dernier précipitera.

Précipité G. — *Liqueur* H.
L'urane. — Nickel, Cobalt, Zinc.

Lavez le précipité G, et traitez-le par l'acide nitrique uni à un peu d'acide hydrochlorique, et, après avoir préalablement séparé l'oxide de cuivre, en faisant passer dans la liqueur du gaz acide hydrosulfurique, et en chauffant un peu pour faire disparaître celui-ci par l'ébullition, vous obtiendrez une dissolution d'urane qui présentera tous les caractères propres à ce sel.[1]

---

1 On remarquera qu'en suivant la marche que nous indiquons, il n'est pas nécessaire de recourir à la réduction du métal pour démontrer d'une manière certaine l'existence d'un toxique. N'est-il pas évident qu'en procédant par voie d'exclusion dans la recherche des corps contenus dans une liqueur quelconque, si l'on parvient à reproduire sur l'un d'entre eux tous les caractères qui lui sont propres, on arrive à une certitude pour ainsi dire mathématique? Ajoutons d'ailleurs que dans certaines circonstances les caractères du métal sont eux-mêmes si équivoques, qu'on est obligé de le transformer en un composé salin pour le reconnaître.

Reprenant ensuite la liqueur, et la soumettant également à un courant de gaz hydrosulfurique pour séparer l'oxide de cuivre, filtrant et faisant bouillir, on obtiendra, en y ajoutant de la potasse,

Précipité H.	*Liqueur* I.
Nickel,	Zinc.
Cobalt.	

Saturez la liqueur par un acide, et vous aurez une dissolution qui présentera tous les caractères propres aux sels de zinc, et que vous pourrez d'ailleurs précipiter par le carbonate de soude.

Reste le précipité H, que l'on redissout dans l'acide hydrochlorique, et que, après avoir rendu la liqueur ammoniacale, on traite par la potasse, ayant soin de mettre la liqueur à l'abri du contact de l'air; on précipite:

Précipité I.	*Liqueur* K.
Nickel.	Cobalt.

Laissez reposer; filtrez à l'abri du contact de l'air; faites évaporer l'ammoniaque; essayez alors la liqueur K, qui est colorée, et qui donnera tous les caractères propres aux sels de cobalt.

Reprenez ensuite le précipité I, lavez et dissolvez dans l'acide hydrochlorique, et vous aurez une dissolution qui produira tous les caractères propres aux sels de nickel.

Reste enfin l'examen de la liqueur D, à laquelle on ajoute un peu d'acide sulfurique, et on obtiendra un précipité de sulfate de baryte, insoluble dans l'acide nitrique et dans l'eau en grand excès.

Précipité K.	*Liqueur* L.
Baryte.	Chaux, Potasse, Soude.

La baryte ayant été précipitée, neutralisez la liqueur L, ajoutez-y de l'oxalate d'ammoniaque.

Précipité L.	*Liqueur* M.
Chaux.	Potasse.
	Soude.

On ajoute à la liqueur M de l'acide perchlorique, et on obtient un précipité.

Précipité M.	*Liqueur* N.
Perchlorate de potasse.	Soude.

Après avoir évaporé et calciné la liqueur N, les élémens de l'acide perchlorique se dégageront, et il restera un sel qui ne pourra être que de la soude; si l'évaporation est complète, c'est que la liqueur n'en contient pas. On pourra ensuite reprendre le précipité de perchlorate de potasse et on le calcinera pour obtenir la potasse; mais ce nouveau caractère ne sera pas plus certain que celui déjà indiqué.

Il s'agit d'examiner maintenant les produits précipités par l'acide hydrosulfurique, et que nous avons désignés sous le nom de précipité A. Nous n'avons pas besoin de faire remarquer que, ces précipités ne se formant pas simultanément, on pourra, jusqu'à un certain point, faire servir les nuances diverses qu'ils présentent à la détermination des différens produits qui s'y trouvent. On sait que ce caractère a suffi au célèbre Proust pour arriver à la découverte de plusieurs composés, et on pourrait au besoin y avoir recours; mais ce moyen, toutefois, on le comprend, ne saurait servir que d'indication. Il faut, pour arriver à la découverte du poison, se livrer aux opérations suivantes:

On recueillera le précipité A, on le lavera avec soin, et autant que possible à l'abri du contact de l'air; puis on le mettra en digestion avec de l'hydrosulfate d'ammoniaque, qui en dissoudra une partie.

Précipité N.	*Liqueur* O.
(*Sulfures non dissous.*)	(*Sulfures dissous.*)
Plomb,	Or,
Cuivre,	Platine,
Argent,	Antimoine,
Cadmium,	Étain,
Bismuth.	Palladium,
Mercure,	Osmium.

Le précipité des sulfures insolubles est lavé et desséché, puis introduit dans un tube de cinquante centimètres de longueur, et d'un diamètre d'un ou de deux centimètres. Ce tube communiquera par une de ses extrémités avec un récipient, et par l'autre avec un appareil à chlore sec; de telle sorte que, le tube étant chauffé à la lampe à esprit de vin, ce gaz, en passant sur les précipités, forme du chlorure de soufre et du chlorure de mercure volatils, qui se rendent dans le récipient, et d'autres chlorures qui, étant fixes, restent dans le tube.

Chlorures fixes A.	*Chlorures volatils* B.
Cuivre,	Soufre,
Argent,	Mercure.
Cadmium,	
Bismuth,	
Plomb.	

Enlevez le récipient où se sont volatilisés les chlorures de soufre et de mercure, et traitez les produits qu'il renferme par l'eau distillée; faites-y passer ensuite un courant de gaz acide hydrosulfurique, et vous obtiendrez un précipité noir insoluble dans l'acide nitrique étendu; précipité qui, recueilli, lavé, desséché et introduit avec un peu de chaux dans un tube fermé à l'une de ses extrémités, mais long et étroit, laissera dégager des vapeurs mercurielles qui viendront se condenser, sous forme d'un anneau métallique grisâtre, sur les parois du tube.

Reprenant ensuite les chlorures fixes, et les traitant par de l'eau aiguisée d'acide hydrochlorique, si la dissolution est complète, on affirmera qu'il n'y a point d'argent; dans le cas contraire on aura :

Précipité O.	*Liqueur* P.
Argent.	Bismuth, Plomb, Cuivre, Cadmium.

On recueillera le précipité O, on le lavera avec soin; puis, après l'avoir desséché, on le calcinera avec un peu de carbonate de soude, et il donnera au chalumeau un globule d'argent sur lequel il sera facile de reproduire tous les caractères de ce métal.

La liqueur P, aiguisée d'acide hydrochlorique, sera neutralisée, puis on y ajoutera du sulfate d'ammoniaque, qui précipitera le plomb.

Précipité P.	*Liqueur* Q.
Plomb.	Bismuth, Cuivre, Cadmium.

Le précipité P recueilli, lavé, desséché et traité par l'acide hydrosulfurique, donnera un précipité noir, et produira au chalumeau une coloration jaune; caractère le plus propre à déceler la présence du plomb.

Ajoutez à la liqueur Q du carbonate d'ammoniaque, et vous précipiterez le bismuth et le cadmium.

Précipité Q.	*Liqueur* R.
Bismuth,	Cuivre.
Cadmium.	

Si la liqueur R est bleue, on évaporera jusqu'à siccité, on traitera par l'eau aiguisée d'acide sulfurique, et on précipitera le cuivre par le zinc.

Dissolvez le précipité dans l'acide sulfurique, et vous aurez une liqueur qui donnera tous les caractères propres aux sels de cuivre.

Lavez et recueillez le précipité Q, puis traitez-le par l'eau aiguisée d'acide hydrochlorique, ajoutez ensuite à la liqueur du paraphosphate d'ammoniaque et de l'ammoniaque en excès, et vous précipiterez le bismuth s'il existe.

Précipité R.	*Liqueur* S.
Bismuth.	Cadmium.

Pour savoir si la liqueur S contient du cadmium, on y fera passer un courant de gaz acide hydrosulfurique, et on obtiendra immédiatement, comme l'a indiqué, le premier, M. Persoz, un précipité d'un beau jaune serin.

Lavez, desséchez le précipité R, calcinez à la flamme de réduction du chalumeau, avec un peu de soude, et vous aurez un globule métallique de bismuth, qui, traité convenablement, donnera les caractères qui appartiennent à ce métal.

Les sulfures insolubles dans l'hydrosulfate d'ammoniaque ayant été séparés les uns des autres, il importe d'isoler à leur tour ceux qui s'y sont dissous. Mais auparavant on s'assurera s'il en existe, en faisant évaporer jusqu'à siccité, et en calcinant une petite partie de la liqueur N. Il est évident que, dans le cas où tout serait évaporé, il serait inutile de se livrer à des recherches ultérieures; dans le cas contraire, il faut procéder de la manière suivante[1] :

Le résidu obtenu sera soumis à un courant de gaz chlore sec, et pour cela on se servira de l'appareil décrit plus haut. Cette opération a pour but de séparer les chlorures fixes de ceux qui sont volatils.

Chlorures fixes C.	*Chlorures volatils* D.
Or,	Antimoine,
Platine,	Étain,
Palladium.	Osmium.

Puis, distillant le produit avec l'acide nitrique, on fera disparaître tout l'osmium, que l'on reconnaîtra à l'odeur vive et pénétrante qu'il dégage, et on le recueillera dans un vase distillatoire.

Reste alors à séparer l'antimoine de l'étain, et pour y parvenir on ajoute à la liqueur du paraphosphate d'ammoniaque et de l'ammoniaque, et on se conduit d'ailleurs comme on l'a fait pour la séparation du cadmium et du bismuth.[2]

Précipité S.	*Liqueur* T.
Antimoine.	Étain.

La séparation des chlorures volatils D obtenue, il faut opérer celle des chlorures fixes C, que l'on traitera par l'eau régale, ayant soin d'évaporer convenablement pour dégager l'excès d'acide.

---

1 Il est clair que si la liqueur ne contenait que de l'osmium, celui-ci se volatiliserait par la calcination, et on n'obtiendrait pas de résidu; mais alors l'odeur forte qu'il dégage, en indiquerait la présence.

2 Voy. p. 43, *Précipité* R. — *Liqueur* S.

Ces précautions étant prises, on ajoutera à la liqueur du chlorure ferreux, qui précipitera le palladium et l'or, et laissera le platine en dissolution.

Précipité T.	*Liqueur* U.
Or, Palladium.	Platine.

La liqueur U, essayée par le chlorure potassique, donnera un précipité jaune d'hydrochlorate de platine, quand même elle ne contiendrait qu'une petite quantité de ce métal.

Lavez et recueillez le précipité T, traitez-le par l'acide nitrique : s'il s'y dissout entièrement, il ne contient pas d'or; dans le cas contraire :

Précipité U.	*Liqueur* V.
Or.	Palladium.

Traitez la liqueur V par le chlorure ferreux : vous aurez un précipité métallique; ou par le chlorure ammonique, et vous aurez alors un précipité double de chlorure de palladium et d'ammoniaque qui, recueilli, lavé, desséché et calciné, donnera un résidu d'éponge de *palladium.*

Reste le précipité U, qu'il faut dissoudre dans l'eau régale, et l'on reconnaîtra l'or au précipité jaune brunâtre qu'il formera avec l'ammoniaque; précipité qui, mélangé avec un peu de soufre et chauffé convenablement, donnera un globule jaune d'or sans détonation; car, si on le chauffait sans addition de soufre, il y aurait, au contraire, une vive détonation.

Comme au milieu des sulfures insolubles dans l'hydrosulfate d'ammoniaque il peut, ainsi que nous l'avons dit, se trouver du sulfate de baryte, et qu'il pourrait être confondu avec le chlorure d'argent, précipité O, il faudra s'assurer si ce chlorure jouit de tous les caractères propres à ce composé. S'il en était autrement, il faudrait procéder à l'isolement de la baryte.

La marche que nous avons suivie et que nous indiquons pour obtenir la séparation des nombreux produits que nous avons supposés mélangés dans les matières suspectes, est, comme on le voit, aussi simple que sûre dans ses résultats; peut-être nous reprochera-t-on qu'elle est longue et laborieuse, mais ce reproche ne serait évidemment point mérité. En effet, comment serait-il possible d'arriver plus promptement à isoler un aussi grand nombre de substances vénéneuses, unies à des matières organiques plus ou moins diverses. On remarquera d'ailleurs que dans la grande majorité des cas, comme on n'agit que sur un certain nombre de toxiques, l'analyse est singulièrement simplifiée; d'ailleurs, ce reproche, *fût-il aussi fondé qu'il l'est peu*, devrait-il être pris en considération en présence des précieux résultats que présente cette méthode? Et qu'on ne croie point que les vues que nous avons émises aient été conçues *à priori;* ce que nous avançons sur la séparation de chacun des corps dont nous avons donné l'analyse, l'expérience nous l'a démontré plus d'une fois; et M. Persoz, à qui nous en avons emprunté les matériaux, a vingt fois mis ces méthodes hors de tout soupçon d'inexactitude ou de méprise dans le cours public d'analyse qu'il a fait l'année dernière dans l'amphithéâtre de la Faculté des sciences de Strasbourg.[1]

---

1 Dans le cours dont nous parlons, M. Persoz a indiqué à ses nombreux auditeurs plusieurs méthodes pour arriver à la décou-

Cette méthode, ainsi qu'on a pu s'en convaincre, procède constamment par voie d'élimination, et présente les avantages suivans :

1.° De ne pas diviser une matière que l'on doit supposer infinitésimale en infinis nouveaux ;

2.° De permettre la réduction de chacune des substances qui fait l'objet des recherches du médecin expert ;

3.° De n'introduire dans la liqueur aucun réactif qui puisse compliquer l'analyse [1] ;

4.° De procéder constamment à la séparation des toxiques inconnus et supposés par une méthode qui repose à la fois sur la classification naturelle des corps et sur leurs propriétés chimiques.

Quant à la méthode générale en elle-même, nous n'avons pas besoin d'insister sur les avantages qu'elle présente dans les cas où l'on ignore d'une manière absolue à quelles substances toxiques a succombé l'individu que l'on soupçonne avoir été empoisonné. Qu'il nous soit permis cependant de rappeler que par elle on peut parvenir non-seulement à la séparation des poisons végétaux, mais encore arriver à la découverte du phosphore, du brôme, de l'iode, de l'ammoniaque, de l'arsénic, et enfin à celle de tous les autres corps que nous avons séparés par la méthode analytique dont nous venons d'exposer la marche.

---

verte d'un plus grand nombre de corps que ceux que nous avons analysés. C'est en combinant ces différentes méthodes entre elles que nous sommes arrivé à la marche que nous conseillons de suivre.

1 On comprend en effet que lorsqu'on a introduit dans une liqueur du prussiate de potasse pour en précipiter un corps quelconque, on en a singulièrement compliqué l'analyse ; aussi avons-nous eu soin de ne nous servir, pour arriver à la détermination

Là se borne la tâche que nous nous étions proposée. Notre but, en écrivant ce mémoire, a été un but d'utilité, ainsi qu'on pourra s'en convaincre par le soin que nous avons pris de supprimer tout ce qui n'était point d'une nécessité indispensable pour la compréhension et l'intelligence des faits qui y sont contenus[1]. Indiquer, dans les cas d'empoisonnement où l'on ne possède aucune donnée sur les substances toxiques qui ont occasioné la mort, une marche qui fût de nature à ne laisser échapper, dans le plus grand nombre de cas, aucun des poisons introduits dans l'économie; procéder à leur recherche à l'aide d'une méthode d'analyse qui permette sûrement de les isoler les uns des autres, et de les ramener à l'état métallique; tel a été, avec l'indication d'un nouveau procédé pour la séparation de l'arsénic, le but que nous nous sommes proposé. C'est aux savans, auxquels nous nous adressons avec une entière confiance, qu'il appartient de dire comment il a été rempli.

---

des nombreux toxiques que nous avons supposés mélangés, que de réactifs tels qu'ils ne pussent en rien ajouter aux difficultés de l'isolement et dont nous pouvions, au besoin, nous débarrasser avec facilité.

1 N'est-il pas évident, en effet, qu'il nous eût été facile d'ajouter singulièrement à ce mémoire en indiquant chaque fois les caractères chimiques propres à chacun des corps que nous avons examinés et isolés; mais, en agissant ainsi, nous aurions augmenté ce travail sans résultat pour la science. Nous aurions été obligé, en effet, pour reproduire ces caractères, de les extraire des ouvrages de chimie où ils sont consignés, et dans lesquels d'ailleurs les personnes auxquelles l'étude de la chimie n'est point très-familière, pourront en trouver la description.

TABLEAU ANALYTIQUE DES POISONS MINÉRAUX. (¹)

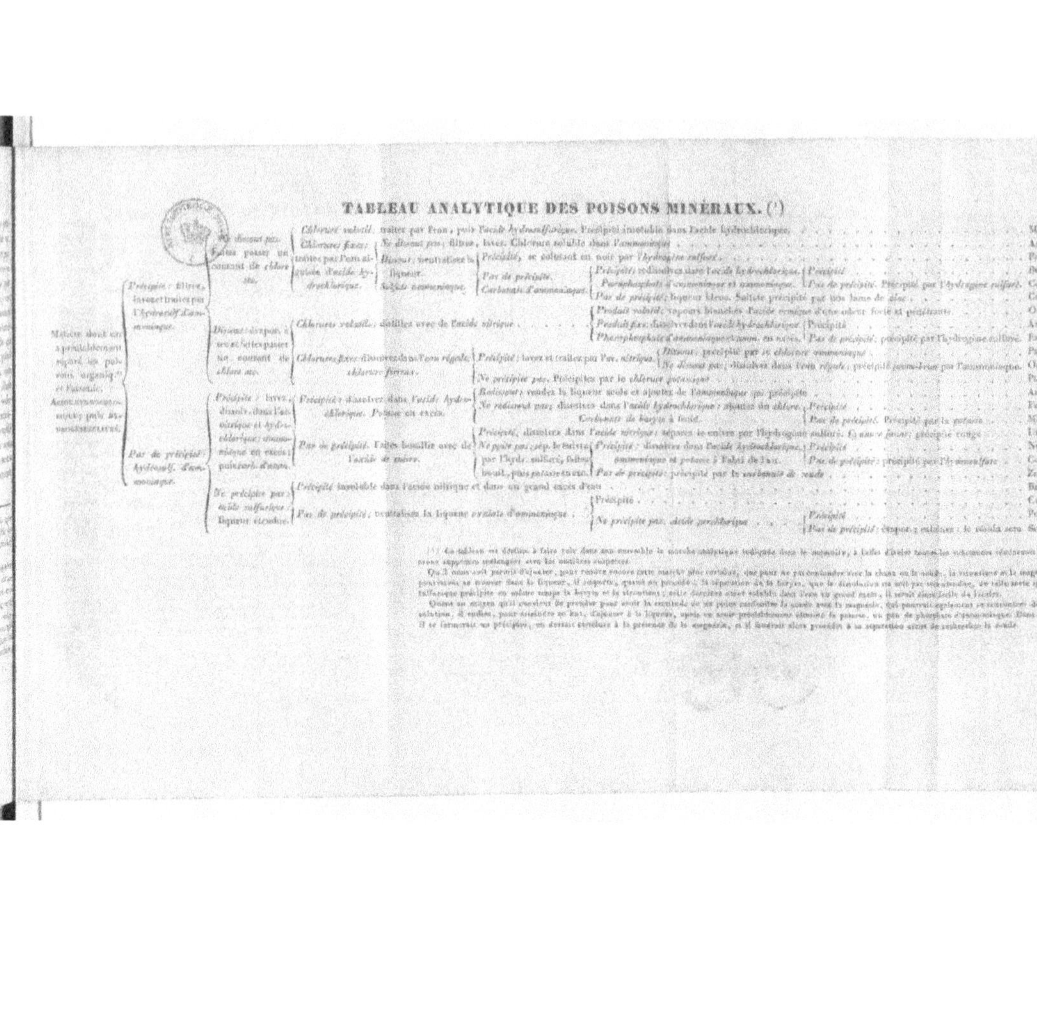

TABLEAU ANALYTIQUE DES ACIDES.

Sel sec cristallisé ou non cristallisé :

- Fuse ; reprenez le même sel sec et traitez par l'Acide sulfurique concentré à la température ordinaire.
  - Dégagement de vapeurs :
    - Vapeurs d'un rouge foncé . . . . [illegible]
    - Vapeurs vertes d'oxide de chlore, détonant à 100° . . . . [illegible]
    - Vapeurs jaunes de chlore . . . . [illegible]
    - Vapeurs rouges d'acide hyponitrique . . . . [illegible]
  - Point de vapeurs ; ef. un peu de tournure de cuivre et chauffez.
    - Pas de vapeurs ; si, dans la dissolution du sel, de l'acide sulfureux [illegible]
      - Point d'action, le sel donnant de l'oxigène par une légère calcination . . . . [illegible]
      - Dépôt instantané, de couleur violette . . . . [illegible]
      - Dépôt, au bout d'un instant, de couleur violette . . . . [illegible]
      - Dépôt rouge . . . . [illegible]
- Ne fuse pas : Acide sulfurique à la température ordinaire.
  - Dégagement de gaz.
    - Gaz sans odeur ni couleur, ne fumant pas à l'air, absorbable en entier par la potasse . . . . [illegible]
    - Gaz fumant à l'air .
      - Vapeurs colorées .
        - Vapeurs violettes, colorées par de l'iode . . . . [illegible]
        - Vapeurs rouges, colorées par du brôme . . . . [illegible]
      - Vapeurs non colorées.
        - Attaquant le verre, et donnant, avec un sel d'argent, un précipité insoluble dans l'ammoniaque . . . . [illegible]
        - N'attaquant pas le verre, et donnant, avec un sel d'argent, un précipité soluble dans l'ammoniaque . . . . [illegible]
    - Gaz ne fumant pas à l'air, mais odorant.
      - Gaz inflammable.
        - Donnant, par la combustion, un dépôt jaune de soufre, le gaz ayant l'odeur d'œufs pourris . . . . [illegible]
        - Donnant, par la combustion, un dépôt rouge de sélénium, le gaz ayant l'odeur de raves pourries . . . . [illegible]
      - Gaz impropre à la combustion.
        - Se dégageant, sans laisser de dépôt, avec l'odeur de soufre qui brûle . . . . [illegible]
        - Se dégageant, en laissant un dépôt de soufre, odeur de soufre qui brûle . . . . [illegible]
    - Dégagement d'acide sulfureux . . . . [illegible]
  - Pas de dégagement [illegible]
    - Pas de précipité.
      - Liqueur colorée. Acide sulfureux.
        - Précipité vert d'oxide de chrome . . . . [illegible]
        - Précipité bleu d'oxide de vanadium . . . . [illegible]
        - Précipité blanc, qui, redissous dans la potasse, donne le caméléon minéral . . . . [illegible]
        - Pas de précipité . . . . [illegible]
      - Liqueur incolore neutralisée. Nitrate de baryte.
        - [illegible]

[illegible]

www.ingramcontent.com/pod-product-compliance
Ingram Content Group UK Ltd.
Pitfield, Milton Keynes, MK11 3LW, UK
UKHW021506260726
13993UKWH00004B/1574